Berichte zum Wirtschaftlichen Verbraucherschutz 2007 und 2008

Bericht der Zentralen Verbindungsstelle gem. § 3 Abs. 2 EG-Verbraucherschutzdurchsetzungsgesetz (VSchDG)

Bericht für das Jahr 2007

Bericht für das Jahr 2008

Bericht gem. Artikel 21 Abs. 2 der Verordnung (EG) Nr. 2006/2004 über die Zusammenarbeit im Verbraucherschutz

Bericht für die Jahre 2007 und 2008

Inhaltsverzeichnis

1 Bericht der Zentralen Verbindungsstelle gem. § 3 Abs. 2 EG-Verbraucherschutzdurchsetzungsgesetz; Bericht für das Jahr 2007 5
   1.1 Einleitung 5
   1.2 Übersicht über die im Zusammenhang mit dem VSchDG als Zentrale Verbindungsstelle weitergeleiteten Ersuchen um Amtshilfe und Informationsaustausch 6
      1.2.1 Informationsaustausch auf Ersuchen: Artikel 6 der Verordnung (EG) Nr. 2006/2004 6
         1.2.1.1 Eingegangene Informationsersuchen 6
         1.2.1.2 Ausgegangene Informationsersuchen 8
      1.2.2 Durchsetzungsersuchen: Artikel 8 der Verordnung (EG) Nr. 2006/2004 8
         1.2.2.1 Eingegangene Durchsetzungsersuchen 9
         1.2.2.2 Ausgegangene Durchsetzungsersuchen 9

2 Bericht der Zentralen Verbindungsstelle gem. § 3 Abs. 2 EG-Verbraucherschutzdurchsetzungsgesetz; Bericht für das Jahr 2008 11
   2.1 Einleitung 11
   2.2 Übersicht über die im Zusammenhang mit dem VSchDG als Zentrale Verbindungsstelle weitergeleiteten Ersuchen um Amtshilfe und Informationsaustausch 12
      2.2.1 Informationsaustausch auf Ersuchen: Artikel 6 der Verordnung (EG) Nr. 2006/2004 12
         2.2.1.1 Eingegangene Informationsersuchen 12
         2.2.1.2 Ausgegangene Informationsersuchen 14
      2.2.2 Durchsetzungsersuchen: Artikel 8 der Verordnung (EG) Nr. 2006/2004 15
         2.2.2.1 Eingegangene Durchsetzungsersuchen 15
         2.2.2.2 Ausgegangene Durchsetzungsersuchen 17

3 Bericht gem. Artikel 21 Abs. 2 der Verordnung (EG) Nr. 2006/2004 über die Zusammenarbeit im Verbraucherschutz; Bericht für die Jahre 2007 und 2008 18
   3.1 Einleitung 18
   3.2 Verwaltungsorganisation 18
      3.2.1 Organisationsstruktur 18
      3.2.2 Befugnisse und Verantwortlichkeiten der zuständigen Behörde 19
      3.2.3 Ressourcen 21
      3.2.4 Erfahrungen und Entwicklungstrends 21
   3.3 Grenzüberschreitende Durchsetzungstätigkeit 21
      3.3.1 Informationen über Durchsetzungsverfahren, die sich als wirksam erwiesen haben 21
      3.3.2 Zusammenfassende Statistiken über die Tätigkeit der zuständigen Behörden 22
      3.3.3 Praktische Erfahrungen 22
         3.3.3.1 Handhabung der Fälle 22
         3.3.3.2 Gemeinsame Tätigkeiten und andere gemeinsame Aktionen 22
         3.3.3.3 CPCS-Datenbank 23
      3.3.4 Zusammenfassungen wichtiger nationaler Urteile zur Auslegung der Gesetze zum Schutz der Verbraucherinteressen 23
   3.4 Fazit 23

1 Bericht der Zentralen Verbindungsstelle gem. § 3 Abs. 2 EG-Verbraucherschutzdurchsetzungsgesetz

Bericht für das Jahr 2007

1.1 Einleitung

Nach § 3 Abs. 2 EG-Verbraucherschutzdurchsetzungsgesetz (VSchDG) berichtet die Zentrale Verbindungsstelle den für den Verbraucherschutz zuständigen obersten Landesbehörden jährlich, erstmals zum 31. Dezember 2007, umfassend und in anonymisierter Form über die im Zusammenhang mit dem VSchDG empfangenen und weitergeleiteten Ersuchen um Amtshilfe und Informationsaustausch. Der vorliegende erste Bericht reflektiert die durch das BVL als Zentrale Verbindungsstelle vorgenommenen Übermittlungen im ersten Jahr nach Inkrafttreten des VSchDG.

Dem BVL kommt nach dem VSchDG eine Doppelfunktion zu: Es ist Zentrale Verbindungsstelle und zugleich zuständige Behörde. Beide Funktionen gehen mit unterschiedlichen Zuständigkeiten und Befugnissen einher und sind strikt voneinander zu trennen.

- Das BVL ist nach § 3 Abs. 1 VSchDG Zentrale Verbindungsstelle im Sinne von Artikel 3 Buchstabe d der Verordnung (EG) Nr. 2006/2004. In dieser Eigenschaft ist es zum einen mit der Koordinierung der Anwendung der Verordnung (EG) Nr. 2006/2004 in Deutschland und mit der Wahrnehmung des Außenverkehrs mit der Europäischen Kommission und den mit der Durchführung der Verordnung (EG) Nr. 2006/2004 befassten Behörden anderer Mitgliedstaaten der Europäischen Union betraut. Zum anderen übermittelt das BVL als Zentrale Verbindungsstelle Amtshilfeersuchen (Informationsersuchen nach Artikel 6 und Durchsetzungsersuchen nach Artikel 8 der Verordnung (EG) Nr. 2006/2004) von der Zentralen Verbindungsstelle des ersuchenden Mitgliedstaats an die in Deutschland zuständige Behörde bzw. Amtshilfeersuchen von der ersuchenden zuständigen Behörde in Deutschland an die Zentrale Verbindungsstelle des ersuchten Mitgliedstaats. Der Informationsaustausch ohne Ersuchen (sog. Warnmeldungen) nach Artikel 7 der Verordnung (EG) Nr. 2006/2004 erfolgt ohne Beteiligung der Zentralen Verbindungsstelle stets unmittelbar zwischen den betroffenen zuständigen Behörden.
- Darüber hinaus ist das BVL nach § 2 Nr. 1 Buchstabe a VSchDG selbst zuständige Behörde für innergemeinschaftliche Verstöße gegen die zur Umsetzung oder Durchführung der in den Nummern 1 bis 3, 5 bis 9, 11, 12, 14 und 16 des Anhanges der Verordnung (EG) Nr. 2006/2004 genannten Rechtsakte erlassenen Rechtsvorschriften. In seiner Eigenschaft als zuständige Behörde nimmt das BVL die ihm gesetzlich eingeräumten Ermittlungs- und Durchsetzungsbefugnisse, wie die anderen zuständigen Behörden des Bundes und der Länder, in eigener Verantwortung und unabhängig von der Zentralen Verbindungsstelle wahr.

Die Doppelfunktion des BVL ist bei der Berichtspflicht insoweit zu berücksichtigen, als das BVL als Zentrale Verbindungsstelle nicht über die gleiche Quantität und Qualität an Informationen verfügt wie als zuständige Behörde über diejenigen Amtshilfeersuchen, die es in eigener Zuständigkeit bearbeitet hat. Die für die Abstellung innergemeinschaftlicher Verstöße notwendigen und teilweise vertraulich zu behandelnden Informationen sollen nur den zuständigen Behörden selbst zur Verfügung stehen.

Der Zentralen Verbindungsstelle liegen für den Berichtszeitraum keine Informationen über Klagen und Urteile, die im Zusammenhang mit einem Verdacht eines innergemeinschaftlichen Verstoßes gegen Gesetze zum Schutz der Verbraucherinteressen erhoben worden oder ergangen sind, vor. Soweit die angenommenen Verstöße sich bestätigt hatten und keine Ablehnungsgründe für die Ersuchen bestanden, konnten die Verstöße außergerichtlich abgestellt werden.

Die Übersicht der übermittelten Ersuchen zeigt, dass das

System der Behördenkooperation mit Bezug auf Deutschland bereits vielfach genutzt wurde, auch wenn es sich noch im Anfangsstadium befindet. Unter anderem aufgrund bereits für das kommende Jahr geplanter konzertierter Marktüberwachungs- und Durchsetzungsaktionen ist in naher Zukunft mit einem deutlich höheren Aufkommen an Amtshilfeersuchen zu rechnen.

1.2 Übersicht über die im Zusammenhang mit dem VSchDG als Zentrale Verbindungsstelle weitergeleiteten Ersuchen um Amtshilfe und Informationsaustausch

Tab. 1-1 Übersicht über die Anzahl der Informations- und Durchsetzungsersuchen im Jahr 2007.

Übermittelte Ersuchen	Anzahl
Eingegangene Informationsersuchen	10
Ausgegangene Informationsersuchen	1
Eingegangene Durchsetzungsersuchen	8
Ausgegangene Durchsetzungsersuchen	1

1.2.1 Informationsaustausch auf Ersuchen: Artikel 6 der Verordnung (EG) Nr. 2006/2004

1.2.1.1 Eingegangene Informationsersuchen

Tab. 1-2 Übersicht über die zehn im Jahr 2007 eingegangenen Informationsersuchen.

ersuchender Mitgliedstaat	Verstoß gegen europäische Norm	Werbemethode	Vertriebsweg	Produkt oder Dienstleistung	weitergeleitet an
Niederlande	RL 1999/44/EG	Post	Post	Münzen	BVL
Österreich	RL 90/314/EWG	Internet	Internet	Pauschalreisen	BVL
Niederlande	RL 2000/31/EG	Internet	Internet	Suchmaschinenoptimierung	BVL
Frankreich	RL 84/450/EWG	Post, E-Mail	Post, E-Mail	Naturprodukte	BVL
Frankreich	RL 97/7/EG	Internet	Internet	Quad	BVL
Frankreich	RL 97/7/EG	Internet	Internet	Pokerspiel	BVL
Dänemark	RL 84/450/EWG	Internet	Internet	Flugtickets	BVL
Ungarn	RL 84/450/EWG + RL 97/55/EG	Katalog, Textnachrichten, Post, Radio, Plakate, Fernsehen, Zeitung	von Angesicht zu Angesicht	Kosmetikprodukte	BVL
Ungarn	RL 94/47/EG	von Angesicht zu Angesicht, Internet, Telefon, Fax	von Angesicht zu Angesicht	Timesharing	BVL
Ungarn	RL 84/450/EWG + RL 97/55/EG	Internet	Internet	Flugtickets	BVL

Tab. 1-3 Übersicht über die zehn im Jahr 2007 eingegangenen Informationsersuchen nach ersuchendem Mitgliedstaat.

ersuchender Mitgliedstaat	Anzahl
Frankreich	3
Ungarn	3
Niederlande	2
Dänemark	1
Österreich	1

Tab. 1-4 Übersicht über die zehn im Jahr 2007 eingegangenen Informationsersuchen nach europäischer Norm, gegen die (mutmaßlich) verstoßen wurde.

Verstoß gegen europäische Norm	Anzahl
Richtlinie 84/450/EWG über irreführende Werbung	2
Richtlinie 97/55/EG zur Änderung der Richtlinie 84/450/EWG über irreführende Werbung zwecks Einbeziehung der vergleichenden Werbung	2
Richtlinie 97/7/EG über Vertragsabschlüsse im Fernabsatz	2
Richtlinie 90/314/EWG über Pauschalreisen	1
Richtlinie 94/47/EG über Teilzeitnutzungsrechte	1
Richtlinie 1999/44/EG über Verbrauchsgüterkauf und Garantien für Verbrauchsgüter	1
Richtlinie 2000/31/EG über den elektronischen Geschäftsverkehr	1

Tab. 1-5 Übersicht über die zehn im Jahr 2007 eingegangenen Informationsersuchen nach Werbemethode. * Die Gesamtanzahl übersteigt die der Ersuchen, da Mehrfachnennungen möglich sind.

Werbemethode	Anzahl*
Internet	7
Post	3
E-Mail	1
Katalog	1
Textnachrichten	1
Post	1
Radio	1
Plakate	1
Fernsehen	1
Zeitung	1
Telefon	1
Fax	1
von Angesicht zu Angesicht	1

Tab. 1-6 Übersicht über die zehn im Jahr 2007 eingegangenen Informationsersuchen nach Vertriebsweg. * Die Gesamtanzahl übersteigt die der Ersuchen, da Mehrfachnennungen möglich sind.

Vertriebsweg	Anzahl*
Internet	6
Post	2
von Angesicht zu Angesicht	2
E-Mail	1

Tab. 1-7 Übersicht über die zehn im Jahr 2007 eingegangenen Informationsersuchen nach Produkt/Dienstleistung.

Produkt/Dienstleistung	Anzahl
Flugtickets	2
Münzen	1
Pauschalreisen	1
Suchmaschinenoptimierung	1
Naturprodukte	1
Quad	1
Pokerspiel	1
Kosmetikprodukte	1
Timesharing	1

Tab. 1-8 Übersicht über die zehn im Jahr 2007 eingegangenen Informationsersuchen nach Behörde, an die Ersuchen weitergeleitet wurde.

weitergeleitet an	Anzahl
BVL	10

1.2.1.2 Ausgegangene Informationsersuchen

ersuchter Mitgliedstaat	Verstoß gegen europäische Norm	Werbemethode	Vertriebsweg	Produkt oder Dienstleistung	ersuchende Behörde
Niederlande	RL 84/450/EWG	Post	Post	Gewinnzusagen	BVL

Tab. 1-9 Übersicht über die im Jahr 2007 ausgegangenen Informationsersuchen.

Tab. 1-10 Übersicht über die im Jahr 2007 ausgegangenen Informationsersuchen nach ersuchtem Mitgliedstaat.

ersuchter Mitgliedstaat	Anzahl
Niederlande	1

Tab. 1-11 Übersicht über die im Jahr 2007 ausgegangenen Informationsersuchen nach europäischer Norm, gegen die (mutmaßlich) verstoßen wurde.

Verstoß gegen europäische Norm	Anzahl
Richtlinie 84/450/EWG über irreführende Werbung	1

Tab. 1-12 Übersicht über die im Jahr 2007 ausgegangenen Informationsersuchen nach Werbemethode.

Werbemethode	Anzahl
Post	1

Tab. 1-13 Übersicht über die im Jahr 2007 ausgegangenen Informationsersuchen nach Vertriebsweg.

Vertriebsweg	Anzahl
Post	1

Tab. 1-14 Übersicht über die im Jahr 2007 ausgegangenen Informationsersuchen nach Produkt/Dienstleistung.

Produkt/Dienstleistung	Anzahl
Gewinnzusagen	1

Tab. 1-15 Übersicht über die im Jahr 2007 ausgegangenen Informationsersuchen nach Behörde, von der Ersuchen weitergeleitet wurde.

weitergeleitet von	Anzahl
BVL	1

1.2.2 Durchsetzungsersuchen: Artikel 8 der Verordnung (EG) Nr. 2006/2004

1.2.2.1 Eingegangene Durchsetzungsersuchen

ersuchender Mitgliedstaat	Verstoß gegen europäische Norm	Werbemethode	Vertriebsweg	Produkt oder Dienstleistung	weitergeleitet an
Niederlande	RL 97/7/EG + RL 2000/31/EG	Internet	Internet	Flugtickets	BVL
Frankreich	RL 84/450/EWG	E-Mail	E-Mail	Software	BVL
Österreich	RL 84/450/EWG	Post	Post	Gewinnzusagen	BVL
Estland	RL 97/7/EG	Internet	Internet	Fernseher	BVL
Bulgarien	RL 1999/44/EG	unbekannt	Geschäft	DVD-Player	BVL
Belgien	RL 84/450/EWG	Internet	Internet	Flugtickets	BVL
Belgien	RL 2001/83/EG	Internet	Internet	Kontrazeptiva	Bezirksregierung Düsseldorf (NRW)
Norwegen	RL 84/450/EWG	Internet	Internet	Flugtickets	BVL

Tab. 1-16 Übersicht über die acht im Jahr 2007 eingegangenen Durchsetzungsersuchen.

Tab. 1-17 Übersicht über die acht im Jahr 2007 eingegangenen Durchsetzungsersuchen nach ersuchendem Mitgliedstaat.

ersuchender Mitgliedstaat	Anzahl
Belgien	2
Bulgarien	1
Estland	1
Frankreich	1
Niederlande	1
Norwegen	1
Österreich	1

Tab. 1-18 Übersicht über die acht im Jahr 2007 eingegangenen Durchsetzungsersuchen nach europäischer Norm, gegen die (mutmaßlich) verstoßen wurde. * Die Gesamtanzahl übersteigt die der Ersuchen, da Mehrfachnennungen möglich sind.

Verstoß gegen europäische Norm	Anzahl*
Richtlinie 84/450/EWG über irreführende Werbung	4
Richtlinie 97/7/EG über Vertragsabschlüsse im Fernabsatz	2
Richtlinie 1999/44/EG über Verbrauchsgüterkauf und Garantien für Verbrauchsgüter	1
Richtlinie 2000/31/EG über den elektronischen Geschäftsverkehr	1
Richtlinie 2001/83/EG über Humanarzneimittel	1

Tab. 1-19 Übersicht über die acht im Jahr 2007 eingegangenen Durchsetzungsersuchen nach Werbemethode.

Werbemethode	Anzahl
Internet	5
Post	1
E-Mail	1
unbekannt	1

Tab. 1-20 Übersicht über die acht im Jahr 2007 eingegangenen Durchsetzungsersuchen nach Vertriebsweg.

Vertriebsweg	Anzahl
Internet	5
Post	1
E-Mail	1
Geschäft	1

Tab. 1-21 Übersicht über die acht im Jahr 2007 eingegangenen Durchsetzungsersuchen nach Produkt/Dienstleistung.

Produkt/Dienstleistung	Anzahl
Flugtickets	3
Software	1
Gewinnzusagen	1
Fernseher	1
DVD-Player	1
Kontrazeptiva	1

Tab. 1-22 Übersicht über die acht im Jahr 2007 eingegangenen Durchsetzungsersuchen nach Behörde, an die Ersuchen weitergeleitet wurden.

weitergeleitet an	Anzahl
BVL	7
Bezirksregierung Düsseldorf (NRW)	1

1.2.2.2 Ausgegangene Durchsetzungsersuchen

Tab. 1-23 Übersicht über die im Jahr 2007 ausgegangenen Durchsetzungsersuchen.

ersuchter Mitgliedstaat	Verstoß gegen europäische Norm	Werbemethode	Vertriebsweg	Produkt oder Dienstleistung	ersuchende Behörde
Österreich	RL 84/450/EWG	Post	Post	Gewinnzusagen	BVL

Tab. 1-24 Übersicht über die im Jahr 2007 ausgegangenen Durchsetzungsersuchen nach ersuchtem Mitgliedstaat.

ersuchter Mitgliedstaat	Anzahl
Österreich	1

Tab. 1-25 Übersicht über die im Jahr 2007 ausgegangenen Durchsetzungsersuchen nach europäischer Norm, gegen die (mutmaßlich) verstoßen wurde.

Verstoß gegen europäische Norm	Anzahl
Richtlinie 84/450/EWG über irreführende Werbung	1

Tab. 1-26 Übersicht über die im Jahr 2007 ausgegangenen Durchsetzungsersuchen nach Werbemethode.

Werbemethode	Anzahl
Post	1

Tab. 1-27 Übersicht über die im Jahr 2007 ausgegangenen Durchsetzungsersuchen nach Vertriebsweg.

Vertriebsweg	Anzahl
Post	1

Tab. 1-28 Übersicht über die im Jahr 2007 ausgegangenen Durchsetzungsersuchen nach Produkt/Dienstleistung.

Produkt/Dienstleistung	Anzahl
Gewinnzusagen	1

Tab. 1-29 Übersicht über die im Jahr 2007 ausgegangenen Durchsetzungsersuchen nach Behörde, von der Ersuchen weitergeleitet wurden.

weitergeleitet von	Anzahl
BVL	1

2 Bericht der Zentralen Verbindungsstelle gem. § 3 Abs. 2 EG-Verbraucherschutzdurchsetzungsgesetz

Bericht für das Jahr 2008

2.1 Einleitung

Nach § 3 Abs. 2 VSchDG berichtet die Zentrale Verbindungsstelle den für den Verbraucherschutz zuständigen obersten Landesbehörden jährlich, erstmals zum 31. Dezember 2007, umfassend und in anonymisierter Form über die im Zusammenhang mit dem VSchDG empfangenen und weitergeleiteten Ersuchen um Amtshilfe und Informationsaustausch. Der vorliegende zweite Bericht reflektiert die durch das Bundesamt für Verbraucherschutz und Lebensmittelsicherheit (BVL) als Zentrale Verbindungsstelle vorgenommenen Übermittlungen im Jahr 2008.

Dem BVL kommt nach dem VSchDG eine Doppelfunktion zu: Es ist Zentrale Verbindungsstelle und zugleich zuständige Behörde. Beide Funktionen gehen mit unterschiedlichen Zuständigkeiten und Befugnissen einher und sind strikt voneinander zu trennen.

- Das BVL ist nach § 3 Abs. 1 VSchDG Zentrale Verbindungsstelle im Sinne von Artikel 3 Buchstabe d der Verordnung (EG) Nr. 2006/2004 über die Zusammenarbeit im Verbraucherschutz. In dieser Eigenschaft ist es zum einen mit der Koordinierung der Anwendung der Verordnung (EG) Nr. 2006/2004 in Deutschland und mit der Wahrnehmung des Außenverkehrs mit der Europäischen Kommission und den mit der Durchführung der Verordnung (EG) Nr. 2006/2004 befassten Behörden anderer Mitgliedstaaten der Europäischen Union betraut. Zum anderen übermittelt das BVL als Zentrale Verbindungsstelle Amtshilfeersuchen (Informationsersuchen nach Artikel 6 und Durchsetzungsersuchen nach Artikel 8 der Verordnung (EG) Nr. 2006/2004) von der Zentralen Verbindungsstelle des ersuchenden Mitgliedstaats an die in Deutschland zuständige Behörde bzw. Amtshilfeersuchen von der ersuchenden Behörde in Deutschland an die Zentrale Verbindungsstelle des ersuchten Mitgliedstaats. Der Informationsaustausch ohne Ersuchen (sog. Warnmeldungen) nach Artikel 7 der Verordnung (EG) Nr. 2006/2004 erfolgt ohne Beteiligung der Zentralen Verbindungsstelle stets unmittelbar zwischen den betroffenen zuständigen Behörden.
- Darüber hinaus ist das BVL nach § 2 Nr. 1 Buchstabe a VSchDG selbst zuständige Behörde für innergemeinschaftliche Verstöße gegen die zur Umsetzung oder Durchführung der in den Nummern 1 bis 3, 5 bis 9, 11, 12, 14 und 16 des Anhanges der Verordnung (EG) Nr. 2006/2004 genannten Rechtsakte erlassenen Rechtsvorschriften. In seiner Eigenschaft als zuständige Behörde nimmt das BVL die ihm gesetzlich eingeräumten Ermittlungs- und Durchsetzungsbefugnisse, wie die anderen zuständigen Behörden des Bundes und der Länder, in eigener Verantwortung und unabhängig von der Zentralen Verbindungsstelle wahr.

Die Doppelfunktion des BVL ist bei der Berichtspflicht insoweit zu berücksichtigen, als das BVL als Zentrale Verbindungsstelle nicht über die gleiche Quantität und Qualität an Informationen verfügt wie als zuständige Behörde über diejenigen Amtshilfeersuchen, die es in eigener Zuständigkeit bearbeitet. Die für die Abstellung innergemeinschaftlicher Verstöße notwendigen und teilweise vertraulich zu behandelnden Informationen stehen nach der Verordnung (EG) Nr. 2006/2004 nur den zuständigen Behörden selbst zur Verfügung.

In seiner Eigenschaft als Zentrale Verbindungsstelle hat das BVL Kenntnis von einer Klageerhebung durch einen nach § 7 Abs. 1 VSchDG vom BVL als zuständige Behörde beauftragten Dritten, welche die irreführende Preisangabe beim Online-Verkauf von Flugtickets zum Gegenstand hat. Darüber hinaus liegen der Zentralen Verbindungsstelle für den Berichtszeitraum keine Informationen über Klagen und Urteile, die im Zusammenhang mit einem Verdacht eines innergemeinschaftlichen

Verstoßes gegen Gesetze zum Schutz der Verbraucherinteressen erhoben worden oder ergangen sind, vor. Soweit die angenommenen Verstöße sich bestätigt hatten und keine Ablehnungsgründe für die Ersuchen bestanden, konnten die Verstöße außergerichtlich abgestellt werden bzw. dauern die außergerichtlichen Verfahren noch an. Ergänzend kann erwähnt werden, dass Beauftragungen Dritter durch das BVL als zuständige Behörde durch den Abschluss einer Rahmenvereinbarung gem. § 7 Abs. 3 VSchDG zwischen dem BVL sowie dem Verbraucherzentrale Bundesverband e. V. und der Zentrale zur Bekämpfung unlauteren Wettbewerbs e. V. in der Fassung der Bekanntmachung vom 30. Mai 2008 (Bundesanzeiger Ausgabe Nr. 90 vom 19. Juni 2008, Seite 2145) auf eine solide rechtliche Grundlage gestellt wurden.

Die folgende Übersicht der übermittelten Ersuchen zeigt, dass sich das System der Behördenkooperation mit Bezug zu Deutschland im Vergleich zum Vorjahr deutlich weiterentwickelt hat. Unter anderem aufgrund der in diesem Jahr europaweit durchgeführten konzertierten Marktüberwachungs- und Rechtsdurchsetzungsaktion (sog. „Sweep") betreffend Mobilfunkdienstleistungsangebote im Internet, an der sich das BVL als zuständige Behörde für Deutschland beteiligt hat, konnte ein deutlich höheres Aufkommen an ein- und ausgehenden Amtshilfeersuchen verzeichnet werden (mehr als doppelt so viele wie im Jahr 2007).

2.2 Übersicht über die im Zusammenhang mit dem VSchDG als Zentrale Verbindungsstelle weitergeleiteten Ersuchen um Amtshilfe und Informationsaustausch

Tab. 2-1 Übersicht über die im Jahr 2008 weitergeleiteten Ersuchen um Amtshilfe und Informationsaustausch.

Übermittelte Ersuchen	Anzahl
Eingegangene Informationsersuchen	13
Ausgegangene Informationsersuchen	3
Eingegangene Durchsetzungsersuchen	20
Ausgegangene Durchsetzungsersuchen	7

2.2.1 Informationsaustausch auf Ersuchen: Artikel 6 der Verordnung (EG) Nr. 2006/2004

2.2.1.1 Eingegangene Informationsersuchen

Tab. 2-2 Übersicht über die 13 im Jahr 2008 eingegangenen Informationsersuchen.

ersuchender Mitgliedstaat	Verstoß gegen europäische Norm	Werbemethode	Vertriebsweg	Produkt/Dienstleistung	weitergeleitet an
Belgien	RL 2000/31/EG	E-Mail	Internet	Gebrauchtwagen	BVL
Norwegen	RL 2005/29/EG	Katalog/Zeitung	Post	Wahrsagung	BVL
Belgien	RL 2005/29/EG	Post	nicht bekannt	Gutscheine	BVL
Vereinigtes Königreich	RL 2005/29/EG	Post	Post	Gewinnversprechen	BVL
Niederlande	RL 2000/31/EG	Internet	Internet	Spam	BVL
Vereinigtes Königreich	RL 2005/29/EG	Post	Post	Gewinnversprechen	BVL
Vereinigtes Königreich	RL 2005/29/EG	Post	Post	Gewinnversprechen	BVL
Vereinigtes Königreich	RL 2005/29/EG	Post	Post	Gewinnversprechen	BVL
Belgien	RL 2000/31/EG	Internet	Internet	Heimarbeit	BVL
Belgien	RL 97/7/EG	Internet	Internet	Datenbanknutzung	BVL
Belgien	RL 97/7/EG	Internet	Internet	Datenbanknutzung	BVL
Frankreich	RL 97/7/EG	Internet	Internet	Quads	BVL
Österreich	RL 90/314/EWG	Internet/Fernsehen	Internet/Telefon	Pauschalreisen	BVL

Tab. 2-3 Übersicht über die 13 im Jahr 2008 eingegangenen Informationsersuchen nach ersuchendem Mitgliedstaat.

ersuchender Mitgliedstaat	Anzahl
Belgien	5
Vereinigtes Königreich	4
Frankreich	1
Niederlande	1
Norwegen	1
Österreich	1

Tab. 2-4 Übersicht über die 13 im Jahr 2008 eingegangenen Informationsersuchen nach europäischer Norm, gegen die (mutmaßlich) verstoßen wurde.

Verstoß gegen europäische Norm	Anzahl
Richtlinie 2005/29/EG über unlautere Geschäftspraktiken	6
Richtlinie 97/7/EG über Vertragsabschlüsse im Fernabsatz	3
Richtlinie 2000/31/EG über den elektronischen Geschäftsverkehr	3
Richtlinie 90/314/EWG über Pauschalreisen	1

Tab. 2-5 Übersicht über die 13 im Jahr 2008 eingegangenen Informationsersuchen nach Werbemethode. * Die Gesamtanzahl übersteigt die der Ersuchen, da Mehrfachnennungen möglich sind.

Werbemethode	Anzahl*
Internet	6
Post	5
E-Mail	1
Katalog	1
Fernsehen	1
Zeitung	1

Tab. 2-6 Übersicht über die 13 im Jahr 2008 eingegangenen Informationsersuchen nach Vertriebsweg. * Die Gesamtanzahl übersteigt die der Ersuchen, da Mehrfachnennungen möglich sind.

Vertriebsweg	Anzahl*
Internet	7
Post	5
Telefon	1
nicht bekannt	1

Tab. 2-7 Übersicht über die 13 im Jahr 2008 eingegangenen Informationsersuchen nach Produkt/Dienstleistung.

Produkt/Dienstleistung	Anzahl
Gewinnversprechen	4
Datenbanknutzung	2
Gebrauchtwagen	1
Wahrsagung	1
Gutscheine	1
Spam	1
Heimarbeit	1
Quads	1
Pauschalreisen	1

Tab. 2-8 Übersicht über die 13 im Jahr 2008 eingegangenen Informationsersuchen nach Behörde, an die Ersuchen weitergeleitet wurden.

weitergeleitet an	Anzahl
BVL	13

2.2.1.2 Ausgegangene Informationsersuchen

ersuchter Mitgliedstaat	Verstoß gegen europäische Norm	Werbemethode	Vertriebsweg	Produkt/Dienstleistung	ersuchende Behörde
Niederlande	RL 2000/31/EG	Internet	Internet	Klingeltöne	BVL
Luxemburg	RL 2000/31/EG	Internet	Internet	Klingeltöne	BVL
Niederlande	RL 2005/29/EG	von Angesicht zu Angesicht	Geschäft	Batterien	BVL

Tab. 2-9 Übersicht über die drei im Jahr 2008 ausgegangenen Informationsersuchen.

Tab. 2-10 Übersicht über die drei im Jahr 2008 ausgegangenen Informationsersuchen nach ersuchtem Mitgliedstaat.

ersuchter Mitgliedstaat	Anzahl
Niederlande	2
Luxemburg	1

Tab. 2-11 Übersicht über die drei im Jahr 2008 ausgegangenen Informationsersuchen nach europäischer Norm, gegen die (mutmaßlich) verstoßen wurde.

Verstoß gegen europäische Norm	Anzahl
Richtlinie 2000/31/EG über den elektronischen Geschäftsverkehr	2
Richtlinie 2005/29/EG über unlautere Geschäftspraktiken	1

Tab. 2-12 Übersicht über die drei im Jahr 2008 ausgegangenen Informationsersuchen nach Werbemethode.

Werbemethode	Anzahl
Internet	2
von Angesicht zu Angesicht	1

Tab. 2-13 Übersicht über die drei im Jahr 2008 ausgegangenen Informationsersuchen nach Vertriebsweg.

Vertriebsweg	Anzahl
Internet	2
Geschäft	1

Tab. 2-14 Übersicht über die drei im Jahr 2008 ausgegangenen Informationsersuchen nach Produkt/Dienstleistung.

Produkt/Dienstleistung	Anzahl
Klingeltöne	2
Batterien	1

Tab. 2-15 Übersicht über die drei im Jahr 2008 ausgegangenen Informationsersuchen nach Behörde, von der Ersuchen weitergeleitet wurden.

weitergeleitet von	Anzahl
BVL	3

2.2.2 Durchsetzungsersuchen: Artikel 8 der Verordnung (EG) Nr. 2006/2004

2.2.2.1 Eingegangene Durchsetzungsersuchen

Tab. 2-16 Übersicht über die 20 im Jahr 2008 eingegangenen Durchsetzungsersuchen.

ersuchender Mitgliedstaat	Verstoß gegen europäische Norm	Werbemethode	Vertriebsweg	Produkt/Dienstleistung	weitergeleitet an
Niederlande	RL 97/7/EG	Internet	Internet	Spam	BVL
Ungarn	RL 2000/31/EG	Internet	Internet	Schönheitsprodukte	BVL
Polen	RL 1999/44/EG	Internet	Internet	Fotozubehör	BVL
Ungarn	RL 97/7/EG	Internet	Internet	Schönheitsprodukte	BVL
Ungarn	RL 2000/31/EG	Internet	Internet	Schönheitsprodukte	BVL
Ungarn	RL 97/7/EG	Internet	Internet	Schönheitsprodukte	BVL
Schweden	RL 2005/29/EG	Internet	Internet	Flugtickets	BVL
Schweden	RL 97/7/EG	Internet	Internet	Reifen	BVL
Polen	RL 2000/31/EG	Internet	Internet	Mobilfunkdienste	BVL
Ungarn	RL 2000/31/EG	Internet	Internet	Mobilfunkdienste	BVL
Ungarn	RL 2005/29/EG	Internet	Internet	Mobilfunkdienste	BVL
Ungarn	RL 97/7/EG	Internet	Internet	Mobilfunkdienste	BVL
Polen	RL 2005/29/EG	Internet	Internet	Flugtickets	BVL
Ungarn	RL 2000/31/EG	Internet	Internet	Bekleidung	BVL
Ungarn	RL 97/7/EG	Internet	Internet	Bekleidung	BVL
Belgien	RL 2000/31/EG	E-Mail	Internet	Gebrauchtwagen	BVL
Ungarn	RL 2000/31/EG	Internet	Internet	Software	BVL
Ungarn	RL 97/7/EG	Internet	Internet	Software	BVL
Dänemark	RL 2005/29/EG	Internet	Internet	Flugtickets	BVL
Österreich	RL 2000/31/EG	Internet	Internet/Telefon	Mobilfunkdienste	BVL

Tab. 2-17 Übersicht über die 20 im Jahr 2008 eingegangenen Durchsetzungsersuchen nach ersuchendem Mitgliedstaat.

ersuchender Mitgliedstaat	Anzahl
Ungarn	11
Polen	3
Schweden	2
Belgien	1
Dänemark	1
Niederlande	1
Österreich	1

Tab. 2-18 Übersicht über die 20 im Jahr 2008 eingegangenen Durchsetzungsersuchen nach europäischer Norm, gegen die (mutmaßlich) verstoßen wurde.

Verstoß gegen europäische Norm	Anzahl
Richtlinie 2000/31/EG über den elektronischen Geschäftsverkehr	8
Richtlinie 97/7/EG über Vertragsabschlüsse im Fernabsatz	7
Richtlinie 2005/29/EG über unlautere Geschäftspraktiken	4
Richtlinie 1999/44/EG über Verbrauchsgüterkauf und Garantien für Verbrauchsgüter	1

Tab. 2-19 Übersicht über die 20 im Jahr 2008 eingegangenen Durchsetzungsersuchen nach Werbemethode.

Werbemethode	Anzahl
Internet	19
E-Mail	1

Tab. 2-20 Übersicht über die 20 im Jahr 2008 eingegangenen Durchsetzungsersuchen nach Vertriebsweg. * Die Gesamtanzahl übersteigt die der Ersuchen, da Mehrfachnennungen möglich sind.

Vertriebsweg	Anzahl*
Internet	20
Telefon	1

Tab. 2-21 Übersicht über die 20 im Jahr 2008 eingegangenen Durchsetzungsersuchen nach Produkt/Dienstleistung.

Produkt/Dienstleistung	Anzahl
Mobilfunkdienste	5
Schönheitsprodukte	4
Flugtickets	3
Bekleidung	2
Software	2
Fotozubehör	1
Gebrauchtwagen	1
Spam	1
Reifen	1

Tab. 2-22 Übersicht über die 20 im Jahr 2008 eingegangenen Durchsetzungsersuchen nach Behörde, an die Ersuchen weitergeleitet wurden.

weitergeleitet an	Anzahl
BVL	20

2.2.2.2 Ausgegangene Durchsetzungsersuchen

ersuchter Mitgliedstaat	Verstoß gegen europäische Norm	Werbemethode	Vertriebsweg	Produkt/Dienstleistung	ersuchende Behörde
Frankreich	RL 97/7/EG	Internet	Internet	Mobilfunkdienste	BVL
Frankreich	RL 2005/29/EG	Internet	Internet	Mobilfunkdienste	BVL
Frankreich	RL 97/7/EG	Internet	Internet	Mobilfunkdienste	BVL
Italien	RL 97/7/EG	Internet	Internet	Mobilfunkdienste	BVL
Italien	RL 2005/29/EG	Internet	Internet	Mobilfunkdienste	BVL
Vereinigtes Königreich	RL 97/7/EG	Internet	Internet	Mobilfunkdienste	BVL
Österreich	RL 2001/83/EG	Zeitung	Internet	Schlankheitsmittel	Ministerium für Arbeit und Soziales Baden-Württemberg

Tab. 2-23 Übersicht über die sieben im Jahr 2008 ausgegangenen Durchsuchungsersuchen.

Tab. 2-24 Übersicht über die sieben im Jahr 2008 ausgegangenen Durchsuchungsersuchen nach ersuchtem Mitgliedstaat.

ersuchter Mitgliedstaat	Anzahl
Frankreich	3
Italien	2
Vereinigtes Königreich	1
Österreich	1

Tab. 2-25 Übersicht über die sieben im Jahr 2008 ausgegangenen Durchsuchungsersuchen nach europäischer Norm, gegen die (mutmaßlich) verstoßen wurde.

Verstoß gegen europäische Norm	Anzahl
Richtlinie 97/7/EG über Vertragsabschlüsse im Fernabsatz	4
Richtlinie 2005/29/EG über unlautere Geschäftspraktiken	2
Richtlinie 2001/83/EG über Humanarzneimittel	1

Tab. 2-26 Übersicht über die sieben im Jahr 2008 ausgegangenen Durchsuchungsersuchen nach Werbemethode.

Werbemethode	Anzahl
Internet	6
Zeitung	1

Tab. 2-27 Übersicht über die sieben im Jahr 2008 ausgegangenen Durchsuchungsersuchen nach Vertriebsweg.

Vertriebsweg	Anzahl
Internet	7

Tab. 2-28 Übersicht über die sieben im Jahr 2008 ausgegangenen Durchsuchungsersuchen nach Produkt/Dienstleistung.

Produkt/Dienstleistung	Anzahl
Mobilfunkdienste	6
Schlankheitsmittel	1

Tab. 2-29 Übersicht über die sieben im Jahr 2008 ausgegangenen Durchsuchungsersuchen nach Behörde, von der Ersuchen weitergeleitet wurden.

weitergeleitet von	Anzahl
BVL	6
Ministerium für Arbeit und Soziales Baden-Württemberg	1

3 Bericht gem. Artikel 21 Abs. 2 der Verordnung (EG) Nr. 2006/2004 über die Zusammenarbeit im Verbraucherschutz

Bericht für die Jahre 2007/2008

3.1 Einleitung

Nach Artikel 21 Abs. 2 der Verordnung (EG) Nr. 2006/2004 über die Zusammenarbeit im Verbraucherschutz erstatten die Mitgliedstaaten der Kommission alle zwei Jahre, vom Datum des Inkrafttretens dieser Verordnung an gerechnet, Bericht über die Durchführung der Verordnung. Der vorliegende erste Bericht enthält die relevanten Angaben für die Jahre 2007 und 2008.

3.2 Verwaltungsorganisation

3.2.1 Organisationsstruktur

Mit der Verabschiedung des EG-Verbraucherschutzdurchsetzungsgesetzes (VSchDG) vom 21. Dezember 2006 (BGBl I 2006, 3367) wurde in Deutschland eine Behördenstruktur nach Maßgabe der Verordnung (EG) Nr. 2006/2004 über die Zusammenarbeit im Verbraucherschutz geschaffen. Eine Schlüsselrolle kommt dabei dem Bundesamt für Verbraucherschutz und Lebensmittelsicherheit (BVL) zu, welches eine Doppelfunktion einnimmt: Es ist nach § 3 Abs. 1 VSchDG einerseits Zentrale Verbindungsstelle im Sinne von Artikel 3 Buchstabe d der Verordnung (EG) Nr. 2006/2004. Darüber hinaus ist das BVL nach § 2 Nr. 1 Buchstabe a VSchDG selbst zuständige Behörde für innergemeinschaftliche Verstöße gegen die zur Umsetzung oder Durchführung der in den Nummern 1 bis 3, 5 bis 9, 11, 12, 14 und 16 des Anhanges der Verordnung (EG) Nr. 2006/2004 genannten Rechtsakte erlassenen Rechtsvorschriften. Diese Rechtsakte haben sich als die zentralen Vorschriften bei der Anwendung der Verordnung (EG) Nr. 2006/2004 erwiesen.

Neben dem BVL sind auf Bundesebene zwei weitere Behörden zuständige Behörden im Sinne der Verordnung (EG) Nr. 2006/2004. Die Bundesanstalt für Finanzdienstleistungsaufsicht (BaFin) ist nach § 2 Nr. 2 VSchDG für Verstöße gegen die selben Rechtsakte wie das BVL zuständig, soweit diese Verstöße von Versicherungsunternehmen herrühren, die der Bundesaufsicht der BaFin unterstehen sowie für Verstöße von Kredit- oder Finanzdienstleistungsinstituten, die eine Erlaubnis nach dem Kreditwesengesetz besitzen. Das Luftfahrt-Bundesamt (LBA) ist nach § 2 Nr. 3 VSchDG zuständige Behörde im Falle eines Verdachtes eines innergemeinschaftlichen Verstoßes gegen den in der Nummer 15 des Anhanges der Verordnung (EG) Nr. 2006/2004 genannten Rechtsakt und die zu seiner Durchführung erlassenen Rechtsvorschriften.

Auf Landesebene sind weitere 47 Behörden zuständige Behörden im Sinne der Verordnung (EG) Nr. 2006/2004. Deren Zuständigkeiten betreffen Randbereiche der Anwendung der Verordnung (EG) Nr. 2006/2004, namentlich

- Verstöße gegen die zur Umsetzung oder Durchführung der in den Nummern 1 bis 3, 5 bis 9, 11, 12, 14 und 16 des Anhanges der Verordnung (EG) Nr. 2006/2004 genannten Rechtsakte erlassenen Rechtsvorschriften, soweit diese Verstöße von Versicherungsunternehmen herrühren, die der Aufsicht einer zuständigen Landesbehörde unterstehen (§ 2 Nr. 4 VSchDG),
- Verstöße gegen die zur Umsetzung oder Durchführung des in der Nummer 4 des Anhanges der Verordnung (EG) Nr. 2006/2004 genannten Rechtsaktes erlassenen Rechtsvorschriften (§ 2 Nr. 5 VSchDG),
- Verstöße gegen die zur Umsetzung oder Durchführung des in der Nummer 10 des Anhanges der Verordnung (EG) Nr. 2006/2004 genannten Rechtsaktes erlassenen Rechtsvorschriften (§ 2 Nr. 5 VSchDG),
- Verstöße gegen die zur Umsetzung oder Durchführung des in der Nummer 13 des Anhanges der Verordnung (EG)

Nr. 2006/2004 genannten Rechtsaktes erlassenen Rechtsvorschriften (§ 2 Nr. 5 VSchDG).

3.2.2 Befugnisse und Verantwortlichkeiten der zuständigen Behörden

Die Befugnisse und Verantwortlichkeiten der zuständigen Behörden ergeben sich aus der Verordnung (EG) Nr. 2006/2004 über die Zusammenarbeit im Verbraucherschutz und dem EG-Verbraucherschutzdurchsetzungsgesetz (VSchDG):

§ 5 Befugnisse der zuständigen Behörde
(1) Die zuständige Behörde trifft die notwendigen Maßnahmen, die zur Feststellung, Beseitigung oder Verhütung künftiger innergemeinschaftlicher Verstöße gegen Gesetze zum Schutz der Verbraucherinteressen erforderlich sind. Sie kann
 1. *den verantwortlichen Verkäufer oder Dienstleistungserbringer im Sinne des Artikels 3 Buchstabe h der Verordnung (EG) Nr. 2006/2004 (Verkäufer oder Dienstleister) verpflichten, einen festgestellten innergemeinschaftlichen Verstoß zu beseitigen oder künftige Verstöße zu unterlassen,*
 2. *von dem Verkäufer oder Dienstleister alle erforderlichen Auskünfte innerhalb einer zu bestimmenden angemessenen Frist verlangen,*
 3. *Ausdrucke elektronisch gespeicherter Daten verlangen,*
 4. *die zur Durchsetzung der Befugnisse nach Absatz 2 erforderlichen Anordnungen treffen.*
(2) Soweit es zur Durchführung der Verordnung (EG) Nr. 2006/2004 und dieses Gesetzes erforderlich ist, sind die für die Feststellung eines innergemeinschaftlichen Verstoßes zuständigen Personen der zuständigen Behörde befugt,
 1. *alle erforderlichen Schrift- und Datenträger des Verkäufers oder Dienstleisters, insbesondere Aufzeichnungen, Vertrags- und Werbeunterlagen, einzusehen sowie hieraus Abschriften, Auszüge, Ausdrucke oder Kopien, auch von Datenträgern, anzufertigen oder zu verlangen,*
 2. *Grundstücke und Betriebsräume sowie die dazugehörigen Geschäftsräume des Verkäufers oder Dienstleisters während der üblichen Betriebs- oder Geschäftszeit zu betreten, soweit es zur Wahrnehmung der Befugnisse nach Nummer 1 erforderlich ist.*
Soweit es zur Durchführung der Verordnung (EG) Nr. 2006/2004 erforderlich ist, sind auch Personen der für die Durchführung der Verordnung (EG) Nr. 2006/2004 zuständigen Behörden der Mitgliedstaaten der Europäischen Union berechtigt, in Begleitung der nach diesem Gesetz für die Feststellung eines innergemeinschaftlichen Verstoßes zuständigen Personen der zuständigen Behörde, Grundstücke und Betriebsräume sowie die dazugehörigen Geschäftsräume des Verkäufers oder Dienstleisters während der üblichen Betriebs- oder Geschäftszeit zu betreten.
(3) Der nach Absatz 1 Satz 2 Nr. 2 zur Auskunft Verpflichtete kann die Auskunft auf solche Fragen verweigern, deren Beantwortung ihn selbst oder einen der in § 383 Abs. 1 Nr. 1 bis 3 der Zivilprozessordnung bezeichneten Angehörigen der Gefahr strafrechtlicher Verfolgung oder eines Verfahrens nach dem Gesetz über Ordnungswidrigkeiten aussetzen würde. Er ist über sein Recht zur Auskunftsverweigerung zu belehren.
(4) Eine Entscheidung nach Absatz 1 Satz 2 Nr. 1 kann von der zuständigen Behörde innerhalb von drei Monaten, nachdem diese bestandskräftig geworden ist, im Bundesanzeiger oder elektronischen Bundesanzeiger[1] bekannt gemacht werden, soweit dies zur Vermeidung eines künftigen innergemeinschaftlichen Verstoßes erforderlich ist. Personenbezogene Daten dürfen nur bekannt gemacht werden, soweit das Informationsinteresse der Öffentlichkeit das schutzwürdige Interesse des Betroffenen am Ausschluss des Informationszuganges überwiegt oder der Betroffene eingewilligt hat. Die zuständige Behörde hat von der Bekanntmachung abzusehen, soweit eine vergleichbare Veröffentlichung durch den Verkäufer oder Dienstleister erfolgt. Die Sätze 1 bis 3 gelten entsprechend, soweit sich der Verkäufer oder Dienstleister zur Vermeidung einer Entscheidung der Behörde nach Absatz 1 Satz 2 Nr. 1 verpflichtet hat, den innergemeinschaftlichen Verstoß einzustellen.
(5) Stellen sich die von der zuständigen Behörde an die Öffentlichkeit gegebenen Informationen im Nachhinein als falsch oder die zugrunde liegenden Umstände als unrichtig wiedergegeben heraus, so hat die zuständige Behörde die Öffentlichkeit hierüber in der gleichen Art und Weise zu unterrichten, in der sie die betreffenden Informationen zuvor bekannt gegeben hat, soweit ein Betroffener hieran ein berechtigtes Interesse hat und dies beantragt.

§ 6 Duldungs- und Mitwirkungspflichten
Der Verkäufer oder Dienstleister, die nach Gesetz oder Satzung zu deren Vertretung berufenen Personen und die von ihnen bestellten Vertreter sowie die Eigentümer und sonstigen nutzungsberechtigten Personen der in § 5 Abs. 2 Satz 1 Nr. 2 bezeichneten Grundstücke, Betriebs- und Geschäftsräume sind verpflichtet,
 1. *die Maßnahmen nach § 5 Abs. 2 zu dulden und*
 2. *die für die Feststellung eines innergemeinschaftlichen Verstoßes zuständigen Personen der zuständigen Behörde bei der Erfüllung ihrer Aufgaben zu unterstützen.*
Insbesondere sind die in Satz 1 genannten Personen verpflichtet, auf Verlangen der zuständigen Behörde Räume zu öffnen.

§ 7 Beauftragung Dritter
(1) Die nach § 2 Nr. 1 oder 2 zuständige Behörde soll, bevor sie eine Maßnahme nach § 5 Abs. 1 Satz 2 Nr. 1 erlässt, eine in § 3 Abs. 1 Satz 1 Nr. 1 bis 3 des Unterlassungsklagengesetzes oder in § 8 Abs. 3 Nr. 2 bis 4 des Gesetzes gegen den unlauteren Wettbewerb genannte Stelle (beauftragter Dritter) nach Maßgabe der Absätze 2 und 3 beauftragen, nach § 4a des Unterlassungsklagengesetzes, auch in Verbindung mit § 8 Abs. 5 Satz 2 zweiter Halbsatz des Gesetzes gegen den unlauteren Wettbewerb, auf das Abstellen innergemeinschaftlicher Verstöße hinzuwirken. Der beauftragte Dritte handelt im eigenen Namen.

---
[1] Amtlicher Hinweis: http://www.ebundesanzeiger.de

(2) Unbeschadet der Anforderungen des Artikels 8 Abs. 4 und 5 der Verordnung (EG) Nr. 2006/2004 ist eine Beauftragung nur zulässig, soweit der beauftragte Dritte
1. *hinreichende Gewähr für die ordnungsgemäße Erfüllung der Aufgabe bietet und*
2. *in die Beauftragung einwilligt.*

Kommt die zuständige Behörde zu der Überzeugung, dass die ordnungsgemäße Erfüllung der Aufgaben nicht mehr gewährleistet ist, so ist die Beauftragung ohne Entschädigung zu widerrufen.

(3) Die nach § 2 Nr. 1 oder 2 zuständige Behörde kann Rahmenvereinbarungen über eine allgemeine Beauftragung nach Absatz 1 unter Beachtung des Absatzes 2 abschließen und den danach beauftragten Dritten nach Artikel 4 Abs. 2 Satz 2 der Verordnung (EG) Nr. 2006/2004 benennen. Eine Rahmenvereinbarung bedarf der Genehmigung der zuständigen obersten Bundesbehörde, zu deren Geschäftsbereich die nach § 2 Nr. 1 oder 2 zuständige Behörde gehört. Die Rahmenvereinbarung ist im Bundesanzeiger oder elektronischen Bundesanzeiger[2] bekannt zu machen.

(4) Die Landesregierungen werden ermächtigt, für ihre Behörden durch Rechtsverordnung den Absätzen 1 bis 3 entsprechende Regelungen zu erlassen. Die Landesregierungen sind befugt, die Ermächtigung nach Satz 1 durch Rechtsverordnung ganz oder teilweise auf andere Behörden des Landes zu übertragen.
[...]

§ 9 Bußgeldvorschriften
(1) Ordnungswidrig handelt, wer vorsätzlich oder fahrlässig
1. *einer vollziehbaren Anordnung nach § 5 Abs. 1 Satz 2 Nr. 2 oder 3 zuwiderhandelt oder*
2. *entgegen § 6 Satz 1 Nr. 1 oder 2 eine Maßnahme nicht duldet oder eine zuständige oder beauftragte Person nicht unterstützt.*

(2) Die Ordnungswidrigkeit kann mit einer Geldbuße bis zu zehntausend Euro geahndet werden.

(3) Verwaltungsbehörden im Sinne des § 36 Abs. 1 Nr. 1 des Gesetzes über Ordnungswidrigkeiten sind im Rahmen ihrer jeweiligen Zuständigkeit die in § 2 Nr. 1, 2 oder 3 genannten Behörden, soweit das Gesetz durch diese Behörden ausgeführt wird.

§ 10 Vollstreckung
Die zuständige Behörde kann ihre Anordnungen nach den für die Vollstreckung von Verwaltungsmaßnahmen geltenden Vorschriften durchsetzen. Die Höhe des Zwangsgeldes für Entscheidungen nach § 5 Abs. 1 Satz 2 Nr. 1 beträgt für jeden Einzelfall höchstens zweihundertfünfzigtausend Euro.
[...]

§ 5 VSchDG konkretisiert die in Artikel 4 Abs. 6 der Verordnung (EG) Nr. 2006/2004 vorgeschriebenen Ermittlungs- und Durchsetzungsbefugnisse, über welche die zuständige Behörde im Falle des begründeten Verdachts eines innergemeinschaftlichen Verstoßes gegen Gesetze zum Schutz der Verbraucherinteressen mindestens verfügen muss.

Stellt die zuständige Behörde einen Verstoß fest, so kann sie dem Verantwortlichen gemäß § 5 Abs. 1 Satz 2 Nr. 1 VSchDG ein Verhalten untersagen, das gegen ein Gesetz zum Schutz der Verbraucherinteressen verstößt. Sie gibt ihm damit auf, den Verstoß einzustellen, und spricht eine Verbotsverfügung aus. § 5 Abs. 1 Satz 2 Nr. 2 VSchDG bestimmt, von wem die zuständige Behörde einschlägige Informationen verlangen kann. § 5 Abs. 1 Satz 2 Nr. 3 VSchDG gibt der zuständigen Behörde auch die Befugnis, Ausdrucke elektronisch gespeicherter Daten zu verlangen. § 5 Abs. 1 Satz 2 Nr. 4 VSchDG enthält die Befugnis, die zur Durchsetzung der Befugnisse nach § 5 Abs. 2 VSchDG erforderlichen Anordnungen zu treffen.

Gemäß § 5 Abs. 2 Satz 1 Nr. 1 VSchDG sind die zuständigen Personen der zuständigen Behörde auch befugt, Einsicht in Schrift- und Datenträger zu nehmen sowie Abschriften hiervon zu fertigen oder zu verlangen. Soweit es zur Durchführung der Verordnung (EG) Nr. 2006/2004 über die Zusammenarbeit im Verbraucherschutz und der Wahrnehmung der Befugnisse aus § 5 Abs. 2 Satz 1 Nr. 1 VSchDG erforderlich ist, ist es den zuständigen Personen der zuständigen Behörde gestattet, Betriebs- und Geschäftsräume während der üblichen Geschäftszeiten zu betreten. § 5 Abs. 2 Satz 2 VSchDG schafft die rechtliche Grundlage für die Begleitung durch Personen der zuständigen Behörden anderer Mitgliedstaaten, die in Artikel 6 Abs. 3 der Verordnung (EG) Nr. 2006/2004 vorgesehen ist. Entsprechend der Vorgabe aus Artikel 4 Abs. 6 Buchstabe f der Verordnung (EG) Nr. 2006/2004 kann die zuständige Behörde nach § 5 Abs. 4 VSchDG eine von ihr nach § 5 Abs. 1 Satz 2 Nr. 1 VSchDG getroffene Verfügung innerhalb von drei Monaten nach Bestandskraft der Entscheidung im Bundesanzeiger oder elektronischen Bundesanzeiger veröffentlichen, soweit dies zur Vermeidung künftiger innergemeinschaftlicher Verstöße erforderlich ist. Entsprechendes gilt nach § 5 Abs. 4 Satz 4 VSchDG für den Fall, dass sich der Betroffene zur Vermeidung einer Entscheidung der Behörde nach § 5 Abs. 1 Satz 2 Nr. 1 VSchDG verpflichtet, einen Verstoß einzustellen. Damit greift das Gesetz auch die in Artikel 4 Abs. 6 Buchstabe e der Verordnung (EG) Nr. 2006/2004 enthaltene Befugnis der Behörde auf, von dem Verantwortlichen die Abgabe einer Unterwerfungserklärung zu verlangen.

Anstatt eine Verfügung gemäß § 5 Abs. 1 Satz 2 Nr. 1 VSchDG zu erlassen, um den Verstoß behördlicherseits zu unterbinden, sollen die beiden zuständigen Behörden BVL und BaFin gemäß § 7 Abs. 1 VSchDG einen qualifizierten Dritten mit der Durchsetzung beauftragen. Hierdurch hat Deutschland die Voraussetzungen geschaffen, um von der Option in Artikel 8 Abs. 3 der Verordnung (EG) Nr. 2006/2004 (Anweisung einer Stelle, die ein legitimes Interesse an der Einstellung oder dem Verbot eines innergemeinschaftlichen Verstoßes hat) Gebrauch machen zu können. Damit ist die Einbeziehung des in Deutschland bewährten Systems der Durchsetzung kollektiver Verbraucherinteressen durch bestimmte legitimierte private Einrichtungen in das europäische System der Behördenkooperation sichergestellt. Die Beauftragten Dritten handeln zwar in eigenem Namen, die beauftragende zuständige Behörde ist aber gem. Artikel 8 Abs. 3 der Verordnung (EG) Nr. 2006/2004

---
[2] Amtlicher Hinweis: http://www.ebundesanzeiger.de

der ersuchenden Behörde gegenüber weiterhin alleine verantwortlich.

Mit Zustimmung der ersuchenden Behörde beauftragt das BVL als zuständige Behörde sowohl den Verbraucherzentrale Bundesverband e. V. (vzbv) – als Dachorganisation der Verbraucherzentralen und weiterer Verbraucherverbände – als auch die Zentrale zur Bekämpfung unlauteren Wettbewerbs e. V. (Wettbewerbszentrale) – als größte bundesweit tätige Selbstkontrolleinrichtung der Wirtschaft im Bereich des unlauteren Wettbewerbs – mit Durchsetzungsersuchen. Diese Beauftragungen wurden durch den Abschluss einer Rahmenvereinbarung gem. § 7 Abs. 3 VSchDG zwischen dem BVL sowie dem vzbv und der Wettbewerbszentrale in der Fassung der Bekanntmachung vom 30. Mai 2008 (Bundesanzeiger Ausgabe Nr. 90 vom 19. Juni 2008, Seite 2145) auf eine solide rechtliche Grundlage gestellt. Damit ist gewährleistet, dass alle Vorgaben der Verordnung (EG) Nr. 2006/2004 auch bei der Einbeziehung privater Dritter eingehalten werden.

Kommt ein für den Verstoß Verantwortlicher einer vollziehbaren Entscheidung der zuständigen Behörde im Zusammenhang mit den erforderlichen Ermittlungen nicht nach oder unterstützt er die mit der Ermittlung des Verstoßes betrauten Personen der Behörde nicht hinreichend, so stellt dies eine bußgeldbewehrte Ordnungswidrigkeit dar. Gem. § 9 Abs. 2 VSchDG kann die Ordnungswidrigkeit mit einer Geldbuße bis zu 10 000 Euro geahndet werden. Die zuständige Behörde kann ihre Anordnungen außerdem nach den für die Vollstreckung von Verwaltungsmaßnahmen geltenden Vorschriften durchsetzen, wobei die maximale Höhe des Zwangsgelds gemäß § 10 VSchDG für die Vollstreckung von Entscheidungen nach § 5 Abs. 1 Satz 2 Nr. 1 VSchDG (Untersagungsverfügungen) 250 000 Euro beträgt.

3.2.3 Ressourcen

Derzeit sind neben drei Bundesbehörden noch 47 notifizierte Landesbehörden mit der Durchführung der Verordnung (EG) Nr. 2006/2004 befasst, in denen zum Teil mehrere Ansprechpartner benannt sind. Hinzu kommt die Beauftragung von zwei bundesweit tätigen Verbänden mit Durchsetzungsersuchen, welche eine Vielzahl von Experten mit der Verfolgung innergemeinschaftlicher Verstöße beschäftigen.

3.2.4 Erfahrungen und Entwicklungstrends

Die Implementierung des Behördennetzwerks durch das EG-Verbraucherschutzdurchsetzungsgesetz ist in Deutschland unproblematisch verlaufen. Als besonders positiv ist dabei anzumerken, dass eine Verknüpfung mit dem in Deutschland traditionell erfolgreichen System der Durchsetzung kollektiver Verbraucherinteressen durch qualifizierte private Einrichtungen erfolgen konnte. Die Zusammenarbeit zwischen dem BVL, dem Verbraucherzentrale Bundesverband e. V. (vzbv) und der Zentrale zur Bekämpfung unlauteren Wettbewerbs e. V. (Wettbewerbszentrale) auf der Grundlage der abgeschlossenen Rahmenvereinbarung hat sich bewährt. Bislang hat jede ersuchende Behörde bei einem für eine Beauftragung in Frage kommenden Durchsetzungsersuchen, der Beauftragung eines privaten Dritten zugestimmt.

Das Bundeskabinett hat im Januar 2009 den Entwurf eines Gesetzes zur Ergänzung behördlicher Aufgaben und Kompetenzen im Bereich des wirtschaftlichen Verbraucherschutzes verabschiedet. Darin ist eine Ergänzung des EG-Verbraucherschutzdurchsetzungsgesetzes vorgesehen, die es den zuständigen Behörden zukünftig noch erleichtern soll, Auskünfte von Dritten, wie etwa Internetprovidern, einzuholen, um diesbezüglich die effektive Durchführung der Verordnung (EG) Nr. 2006/2004 zu gewährleisten.

3.3 Grenzüberschreitende Durchsetzungstätigkeit

3.3.1 Informationen über Durchsetzungsverfahren, die sich als wirksam erwiesen haben

Durch das in Deutschland angewandte System der Beauftragung privater Dritter sind Verwaltungsakte von zuständigen Behörden bislang lediglich ergangen, um Auskünfte im Rahmen von Informationsersuchen zu verlangen. Im Zusammenhang mit Durchsetzungsersuchen entsprechen die angewandten Durchsetzungsmaßnahmen nach erfolgter Beauftragung den von den Verbänden auch im Rahmen ihrer sonstigen satzungsmäßigen Tätigkeit durchgeführten Maßnahmen, etwa nach dem Unterlassungsklagengesetz (UKlaG) und dem Gesetz gegen den unlauteren Wettbewerb (UWG). Zunächst wird außergerichtlich eine Abmahnung ausgesprochen, verknüpft mit der Forderung nach der Abgabe einer Unterlassungserklärung mit Vertragsstrafeversprechen. Falls die Abgabe der Unterlassungserklärung vom Unternehmer verweigert wird, wird eine Unterlassungsklage von dem Zivilgericht erhoben. Das Verfahren hat sich als sehr effektiv erwiesen, um innergemeinschaftliche Verstöße rasch abzustellen. Im Jahre 2008 hat ein nach § 7 Abs. 1 VSchDG vom BVL als zuständige Behörde beauftragter Dritter eine erste Klage erhoben, welche die irreführ-

Tab. 3-1 Übersicht der im Jahr 2007 bei eingegangenen Durchsetzungsersuchen ergriffenen Maßnahmen.

Maßnahmen	Anzahl
Abmahnungen	1
Unterlassungserklärungen	0
Vertragsstrafeverfahren	0
informelle Maßnahmen	2
Strafanzeige	1
Klagen	0
gerichtlich abgeschlossene Verfahren	0
sonstige Erledigung (keine Verstöße bzw. Verstöße abgestellt)	3

Tab. 3-2 Übersicht der im Jahr 2008 bei eingegangenen Durchsetzungsersuchen ergriffenen Maßnahmen.

Maßnahmen	Anzahl
Abmahnungen	6
Unterlassungserklärungen	3
Vertragsstrafeverfahren	1
informelle Maßnahmen	3
Maßnahmen ggü. Dritten	1
Klagen	1
gerichtlich abgeschlossene Verfahren	0
sonstige Erledigung (keine Verstöße bzw. Verstöße abgestellt)	5

rende Preisangabe beim Online-Verkauf von Flugtickets zum Gegenstand hat. In einem weiteren Fall wurde ein Vertragsstrafeverfahren wegen Verstoßes gegen eine erwirkte Unterlassungserklärung durchgeführt, im Rahmen dessen das Unternehmen die Vertragsstrafe zahlte und den Verstoß abstellte. In der Übersicht (Tab. 3-1 und 3-2) sind die bei eingegangenen Durchsetzungsersuchen ergriffenen Maßnahmen aufgeführt.

3.3.2 Zusammenfassende Statistiken über die Tätigkeit der zuständigen Behörden

Die folgende Übersicht (Tab. 3-3 und 3-4) der übermittelten Ersuchen zeigt eine deutlich steigende Tendenz der Nutzung des Systems der Behördenkooperation mit Bezug zu Deutschland in den Jahren 2007 und 2008. Unter anderem aufgrund

Tab. 3-3 Übersicht über die im Zusammenhang mit der Verordnung (EG) Nr. 2006/2004 übermittelten Ersuchen um Amtshilfe im Jahr 2007.

Übermittelte Ersuchen	Anzahl
Eingegangene Informationsersuchen	10
Ausgegangene Informationsersuchen	1
Eingegangene Durchsetzungsersuchen	8
Ausgegangene Durchsetzungsersuchen	1

Tab. 3-4 Übersicht über die im Zusammenhang mit der Verordnung (EG) Nr. 2006/2004 übermittelten Ersuchen um Amtshilfe im Jahr 2008.

Übermittelte Ersuchen	Anzahl
Eingegangene Informationsersuchen	13
Ausgegangene Informationsersuchen	3
Eingegangene Durchsetzungsersuchen	20
Ausgegangene Durchsetzungsersuchen	7

der im Jahr 2008 europaweit durchgeführten konzertierten Marktüberwachungs- und Rechtsdurchsetzungsaktion (sog. „Sweep") betreffend Mobilfunkdienstleistungsangebote im Internet, an der sich das BVL als zuständige Behörde für Deutschland beteiligt hat, konnte im zweiten Jahr ein deutlich höheres Aufkommen an ein- und ausgehenden Amtshilfeersuchen verzeichnet werden.

3.3.3 Praktische Erfahrungen

3.3.3.1 Handhabung der Fälle

Der Umgang mit den Fällen durch die zuständigen Behörden sowie die Beauftragungen privater Dritte verläuft in Deutschland grundsätzlich unproblematisch. Allerdings ist auffallend, dass die eingehenden Ersuchen von den zuständigen Behörden der Mitgliedstaaten hinsichtlich der Sach- und Rechtslage qualitativ höchst unterschiedlich aufbereitet werden und dementsprechend unterschiedlich gut handhabbar sind. Eine Hürde bei der Bearbeitung von Amtshilfeersuchen stellt schließlich auch oft die nicht vorhandene Übersetzung von ausländischen Rechtstexten dar. Im Übrigen ist die vorgelagerte grundlegende Fragestellung des anwendbaren Rechts von erheblicher praktischer Bedeutung. Für die Vereinfachung der Handhabung von Fällen wäre es generell wünschenswert, wenn das CPC-Netzwerk hierzu ein einheitliches Verständnis der Verordnung (EG) Nr. 2006/2004 entwickelt, so dass eine möglichst einheitliche Anwendung gewährleistet ist.

Schließlich ist eine gewisse zeitliche Verzögerung bei der Behördenkooperation zu verzeichnen, wenn es darum geht, Antworten auf Amtshilfeersuchen zu akzeptieren und Fälle damit im System zu schließen. Im Ergebnis werden so viele von Deutschland bereits beantwortete Ersuchen im System noch als offen geführt.

3.3.3.2 Gemeinsame Tätigkeiten und andere gemeinsame Aktionen

Das BVL beteiligt sich im Projektjahr 2008/2009 im Zusammenhang mit den von der Europäischen Kommission geförderten gemeinsamen Tätigkeiten an einem von Italien geleiteten Projekt zur effektiven Anwendung der Richtlinie 2005/29/EG über unlautere Geschäftspraktiken im Rahmen der Verordnung (EG) Nr. 2006/2004. Die Durchführung des Projekts steht noch bevor. Im Übrigen hat sich Deutschland dafür ausgesprochen, dass statt eines längeren Beamtenaustauschs auch kurze Arbeitsaufenthalte von Beamten der zuständigen Behörden von der Europäischen Kommission gefördert werden sollten, um Erfahrungen und Informationen im Zusammenhang mit der Durchsetzung der Verordnung (EG) Nr. 2006/2004 besser austauschen zu können.

Als effektives Instrument bei der Durchsetzung der Verordnung (EG) Nr. 2006/2004 hat sich die Durchführung der konzertierten Marktüberwachungs- und Durchsetzungsaktion (Sweep) erwiesen, an dem im Jahre 2008 das BVL für Deutschland teilnahm. Auf diese Weise konnten zahlreiche grenzüberschreitende Verstöße festgestellt und die Durchführung der Verordnung (EG) Nr. 2006/2004 grenzüberschreitend koordiniert vorangetrieben werden. Daher wird grundsätzlich an dieser bewährten Praxis in Form eines jährlichen Sweeps festzuhalten sein.

3.3.3.3 CPCS-Datenbank

Der CPCS-Datenbank und seiner Entwicklung wurde in der Vergangenheit nicht immer die Priorität beigemessen, die sie als das essentielle Arbeitswerkzeug zur Abwicklung von Amtshilfeersuchen verdient. Überarbeitete Versionen erschienen nur sehr verzögert und oft fehlerbehaftet. Wesentliche Grundbedienelemente, wie etwa eine komfortable Druckfunktion (z. B. als pdf-Export), sind bis heute nicht implementiert. Deutschland hat, vertreten durch das BVL, durch seine engagierte Teilnahme an der CPCS Key User Group während des gesamten Berichtszeitraums sein Mögliches getan, um konstruktiv die Fortentwicklung des CPCS zu einem effizienten und benutzerfreundlichen Werkzeug zu fördern.

Um die Nutzung des CPCS durch zuständige deutsche Behörden zu erleichtern, wird zudem erneut ein vollständiges und zusammenhängendes Handbuch in deutscher Sprache für unverzichtbar gehalten, sowie eine auf Deutsch übersetzte Fassung (Menüs und Funktionselemente) des CPCS.

3.3.4 Zusammenfassungen wichtiger nationaler Urteile zur Auslegung der Gesetze zum Schutz der Verbraucherinteressen

Im Berichtszeitraum sind zwar viele Urteile unter Anwendung der Gesetze zum Schutz der Verbraucherinteressen ergangen, welche von Verbraucherorganisationen und Selbstkontrolleinrichtungen der Wirtschaft erstritten wurden. Diese, vielfach noch nicht rechtskräftigen Urteile hatten jedoch nationale Sachverhalte zur Grundlage. Urteile aus Anlass der Durchführung der Verordnung (EG) Nr. 2006/2004 gibt es noch nicht. Hier soll lediglich auf die folgenden höchstrichterlichen Entscheidungen hingewiesen werden, welche durch ihre Einbeziehung des Europäischen Gerichtshofs zur Fortentwicklung des Verbraucherrechts im Anwendungsbereich der Verordnung (EG) Nr. 2006/2004 beitrugen.

1) BGH, Urteil vom 26.11.2008 (Aktenzeichen: VIII ZR 200/05) – Quelle AG [zuvor Vorlage an den EuGH zur Auslegung der Richtlinie 1999/44/EG zum Verbrauchsgüterkauf]
Der Bundesgerichtshof (BGH) entschied, dass Verkäufer im Rahmen der gesetzlichen Gewährleistung beim Austausch eines fehlerhaften Produktes keine Nutzungsentschädigung verlangen dürften und bereits geleistete Zahlungen erstattet werden müssten. Der BGH hatte zuvor den Europäischen Gerichtshof (EuGH) um Vorabentscheidung ersucht, da ein Urteil die Auslegung der EU-Richtlinie über den Verbrauchsgüterkauf (1999/44/EG) erforderte. Im April 2008 entschied der EuGH, dass die Herstellung des vertragsgemäßen Zustands einer Ware unentgeltlich erfolgen müsse und deshalb Wertersatz für die Nutzung eines mangelhaften Produkts nicht verlangt werden dürfe (Urteil des EuGH vom 17.04.2008, Aktenzeichen: C-404/06). Auf dieser Grundlage sprach der BGH den Zahlungsanspruch zu und verurteilte das Unternehmen zugleich, derartige Forderungen nicht mehr zu erheben.

2) BGH, Beschluss vom 05.06.2008 (Aktenzeichen: I ZR 4/06) – Vorlage an den EuGH zur Auslegung der Richtlinie 2005/29/EG über unlautere Geschäftspraktiken
Der Bundesgerichtshof, der über die Frage der Zulässigkeit eines von dem Discounter Plus veranstalteten Gewinnspiels zu entscheiden hatte, legte dem EuGH die Frage vor, ob das nationale Verbot der Koppelung von Gewinnspielen an den Warenabsatz mit der europäischen Richtlinie über unlautere Geschäftspraktiken vereinbar ist. Die Aktion wurde mit dem Hinweis „Einkaufen, Punkte sammeln, gratis Lotto spielen" beworben und eröffnete den Kunden die Möglichkeit, durch das Sammeln von Bonuspunkten beim Kauf von Waren aus dem Sortiment des Discounters an den Ziehungen des deutschen Lottoblocks teilzunehmen.

3) BGH, Beschluss vom 14.01.2009 (Aktenzeichen: VIII ZR 70/08) – Vorlage an den EuGH zur Auslegung der Richtlinie 1999/44/EG zum Verbrauchsgüterkauf
Der Bundesgerichtshof legte dem EuGH Fragen zur Auslegung der Verbrauchsgüterkaufrichtlinie vor. In dem Vorlagebeschluss an den EuGH führt der BGH aus, dass der Kläger von der Beklagten nach deutschem Recht im Rahmen der allein in Betracht kommenden Nacherfüllung durch Lieferung einer mangelfreien Sache die Kosten für den Ausbau von mangelhaften Fliesen nicht verlangen könne, selbst wenn ein solcher Anspruch grundsätzlich zu bejahen wäre. Denn das deutsche Recht sehe in § 439 Abs. 3 BGB das Recht des Verkäufers vor, die Nacherfüllung wegen absoluter Unverhältnismäßigkeit der dafür erforderlichen Kosten zu verweigern. Eine solche absolute Unverhältnismäßigkeit hat der BGH im Ausgangsfall angenommen, weil die Kosten der Nacherfüllung (Lieferung neuer Fliesen und Ausbau der mangelhaften Fliesen) den Wert der Fliesen im mangelfreien Zustand, um deutlich mehr als 150 Prozent überschreiten. Das deutsche Recht könnte aber laut BGH im Widerspruch zu der Richtlinie 1999/44/EG stehen, nämlich dann, wenn sie so auszulegen ist, dass der Verkäufer die Nacherfüllung nicht wegen absoluter, sondern nur wegen relativer (d. h. verglichen mit der alternativen Abhilfemöglichkeit) Unverhältnismäßigkeit der dafür erforderlichen Kosten verweigern darf.

3.4 Fazit

Die Implementierung des CPC-Behördennetzwerks unter Einbeziehung der bewährten privaten Rechtsdurchsetzungsinstrumente ist in Deutschland gut und reibungslos verlaufen. Die Verordnung (EG) Nr. 2006/2004 hat sich als wirkungsvolles Instrument erwiesen, um zahlreiche grenzüberschreitende Verstöße gegen Verbraucherschutzbestimmungen abstellen und erbetene Informationen zu Unternehmen und möglichen Verstößen erteilen zu können. Durch die Weiterentwicklung des grenzüberschreitenden Onlinehandels wird die Bedeutung dieser Form der europäischen Zusammenarbeit in Zukunft weiter steigen.

If you have any concerns about our products,
you can contact us on
ProductSafety@springernature.com

In case Publisher is established outside the EU,
the EU authorized representative is:
**Springer Nature Customer Service Center GmbH
Europaplatz 3, 69115 Heidelberg, Germany**

Printed by Libri Plureos GmbH
in Hamburg, Germany